AF388848

MÉMOIRE

SUR

LA VACCINATION

DES

BÊTES A LAINE.

SOCIÉTÉ D'AGRICULTURE
DE SEINE ET OISE.

MÉMOIRE
SUR
LA VACCINATION
DES
BÊTES A LAINES,

Par F. **Voisin**, Membre du Collège Electoral du Département ; Docteur en chirurgie ; Chirurgien en chef adjoint de l'Hospice Civil et Militaire de Versailles ; de la Société de Médecine de Paris, de celle d'Agriculture de Seine et Oise, etc. ;

Lu à la Société libre d'Agriculture de Seine et Oise, et imprimé par ordre de cette Société.

Séances de là Société du 25 messidor an 12, et de sa Commission intermédiaire du 4 thermidor suivant.

Si, dans les différentes parties de l'Europe, où la Vaccine fut d'abord introduite, les mêmes expériences n'eussent point été faites ou répétées par des Médecins recommandables par leurs lumières et leur probité ; si elles n'eussent point présenté les mêmes résultats , l'importante découverte de *Jenner* ne serait point aujourd'hui connue et pratiquée d'un bout de l'univers à l'autre.

Les faibles allégations de ses détracteurs n'ont pu résister à la masse de faits positifs , authentiques et homogènes , publiés de toutes parts.

Une découverte aussi utile pour l'espèce humaine , a dû donner à tout le monde l'idée d'en étendre les bienfaits aux Animaux. Le préservatif venant d'eux , il était naturel de chercher à les en faire jouir. Aussi , beaucoup de Médecins , de Vétérinaires , d'Agriculteurs , de Propriétaires , se sont-ils empressés d'inoculer la Vaccine , non-seulement aux Bêtes à laine , mais encore à des Chiens et à d'autres Animaux.

D'après quelques essais , il paraissait constant que la vaccination produisait un effet sensible sur les Bêtes à laine. Ce succès était d'autant plus fait pour encourager , que quelques-unes, après avoir été vaccinées , avaient été exposées à la contagion du Virus-Claveleux , soit par la cohabitation , soit par la contre-épreuve , sans en être atteintes.

Mais aux yeux des hommes exacts , observateurs , réservés , ce que l'on s'empressait d'appeler la Vaccine des Moutons , leur paraissait si différent du *Cowpox* et de la Vaccine humaine , qu'ils la soupçonnaient d'être altérée et dégénérée , et peu propre à garantir les Bêtes à laine d'une maladie aussi désastreuse que la Clavelée.

Ils savaient que des expériences faites en Allemagne et en Angleterre , portent à croire que la Vaccine ne peut être transportée de l'Homme aux Bêtes à laine, sans laisser des traces de dégénération.

En effet, le produit de la vaccination des Moutons est éloigné de présenter les signes caractéristiques du Cowpox et de la Vaccine humaine. Il est vrai que chaque espèce d'Animal doit donner à une affection que l'on emprunte d'une autre espèce que la sienne, et qu'on lui communique, des modifications qui peuvent dépendre de son organisation particulière : mais ces modifications peuvent-elles enlever à un agent, tel que le Virus-Vaccin, connu par un caractère qui lui est propre, et qui le distingue des autres, ses propriétés préservatives et transmissibles ?

Voilà ce qu'il était important d'éclaircir : jusqu'à ce que cette question fût décidée, on pouvait conserver des doutes. La comparaison de la Vaccine humaine et du Cowpox, avec le produit de la vaccination des Bêtes à laine, les justifie; et, malgré les faits satisfaisans dont je vais rendre compte, on en conservera encore, jusqu'à ce que les resultats connus d'expériences semblables autorisent à en tirer des conséquences justes, et à établir des principes positifs.

C'est la marche qui a été suivie pour la Vaccine humaine : le succès dont elle a été couronnée, permet-elle d'en suivre une autre, pour la vaccination des Bêtes à laine ?

M. *Godine*, Professeur à Alfort, dans un Mémoire publié depuis plus d'un an, entre dans quelques détails sur le produit de la vaccination des Moutons, qu'il n'hésite point à nommer la Vaccine. J'ai obtenu

sur les Bêtes soumises à mes expériences des développemens semblables aux siens et aux mêmes époques ,
quoique ces Bêtes fussent d'un âge différent , et
que les expériences ayent été faites par des températures
variées.

Si d'autres expériences confirment celle dont il parle
pag. 17, par laquelle il prétend qu'il a donné facilement
le Claveau à des Brebis , en les inoculant avec le virus
variolique , on pourra regarder l'analogie du Claveau et
de la Petite-Vérole comme entièrement démontrée.

Des expériences semblables tentées sans succès sur
des Vaches, et dont j'ai rendu compte dans mon Mémoire sur la Vaccine, publié il y a quatre ans , lesquelles
ont été répétées depuis , sur des sites différens , et par des
températures humides, sans avoir pu obtenir sur les piqûres la plus légère altération locale , m'autorisent à
penser que le *Cowpox* ne peut être considéré comme
l'espèce varioleuse dont les Vaches sont susceptibles.
Mes observations sur les degrés successifs de la consistance de la matière contenue dans les pustules vaccinales
du Mouton , sont aussi, à peu de chose près, conformes à
celles de M. *Godine.*

Ce Professeur dit formellement, pag. 4 de son Mémoire , que les pustules des Moutons sont en pleine
suppuration les 5, 6 et 7.es jours de l'insertion, et *jamais
plus tard* (1). Cela paraît d'autant plus certain , que

---

(1) On voit que ces résultats ne s'accordent point avec ceux
dont on a fait part à la Société, il y a quelques jours. On
annonce que sur les Moutons qu'on a vacciné, les pustules
se développèrent du 3 au 7.e, au point qu'à cette époque, elles

c'est une suite d'observations sur *cent cinquante Brebis* qu'il a vaccinées. Je me suis assuré de la vérité de cette assertion ; j'ai remarqué seulement que la matière ne prenait un caractère décidément puriforme que le 6.ᵉ jour ; que le 5.ᵉ, elle était moins avancée ; et que le 7.ᵉ, la dessication avait déjà fait des progrès.

Aussi, j'attribue le défaut de succès de la première expérience que je vais rapporter, à l'inconvénient d'avoir inoculé la petite *Bachel* avec la matière extraite de l'Agneau, les 6 et 7.ᵉˢ jours de l'insertion ; et le succès que j'ai obtenu dans la seconde, dont je vais pareillement rendre compte, a l'attention d'extraire la matière vaccinale du Mouton, le 5ᵉ. jour. On sçait que le Cowpox , que la Vaccine humaine qui en est le produit , présentent un aspect, un caractère frappant, qu'on ne peut comparer à aucune espèce connue d'exanthême. Le produit de la vaccination des Moutons est loin d'offrir le même caractère : il n'est pas nécessaire d'être Médecin ou Vétérinaire pour reconnaître cette différence ; elle

---

étaient grosses *comme l'extrémité du petit doigt, l'aréole très-marquée ; que la dessication ne commença que le* 10.ᵉ; que la chûte de la croûte ne se fit que le 22.ᵉ, ce qui paraît conforme au cours de la Vaccine humaine ; mais dont la marche de la Vaccine des Moutons paraît cependant beaucoup s'écarter. La même personne a ensuite vacciné trois autres Moutons : le 8.ᵉ jour elle en a extrait de la matière avec laquelle elle a vacciné un Enfant, qui eut trois boutons Vaccins, On en est resté là ; on a négligé de prouver que la Vaccine de cet Enfant était bien réelle, en la faisant constater authentiquement par procès-verbaux, et en la transmettant à un autre Enfant.

frappe toutes les personnes qui ont vu l'une et l'autre , et qui peuvent les comparer.

Chez les Bêtes à laine , les premiers signes d'invasion et de développement sont presque les mêmes que dans la Vaccine humaine, et paraissent à-peu-près aux mêmes époques : mais la période inflammatoire suit de près l'invasion, à laquelle succèdent très-rapidement la suppuration et la dessication ; du 3 au 8 , tout ce travail s'opère.

Dans la Vaccine humaine , c'est du 3 au 5.ᵉ jour que la vésicule se montre ; du 5 au 8.ᵉ , progrès, développement ; elle se remplit alors de matière gommeuse et transparente. Du 8 au 9.ᵉ , cette matière est très-propre à la transmission. Du 9 au 11.ᵉ , développement de l'aréole , de toute la période inflammatoire et de la suppuration. C'est au 11.ᵉ que la dessication commence et fait ensuite des progrès , etc.

Chez les Moutons, la rougeur de la bâse des pustules est faible , s'éloigne peu d'elle , et comme par de petits rayons divergents ; dans la Vaccine humaine , l'aréole s'étend plus ou moins sur l'étendue des bras , et présente des zônes ondoyantes d'un rouge plus ou moins foncé , selon le tempérament de l'individu.

La matière vaccinale qui, chez l'Homme et dans la Vache, présente trois degrés de consistance bien prononcés , n'en présente que deux dans les Bêtes à laine : celui de consistance puriforme plus ou moins dense , du 5 au 7.ᵉ , et celui de concrétion.

Cette matière chez l'Homme , est abondante et passe lentement à l'état de concrétion ; celle des Moutons est très-rare et se dessèche rapidement.

La Vaccine humaine offre une dépression très-sensible au centre des pustules, dès les premiers degrés de leurs développemens. Cette dépression augmente dans la progression ; au plus haut degré de la période inflammatoire, le bouton vaccin présente une surface platte, aussi large au sommet qu'à la bâse, et dont les bords sont comme renflés et arrondis.

Chez les Moutons, la pustule est plus large à sa bâse qu'au sommet. Il faut y regarder de bien près pour y distinguer une très-légère dépression.

D'après ce parallèle, on voit que ce n'est point par l'inspection que l'on peut décider si les Bêtes à laine reçoivent et transmettent le Virus-Vaccin sans altération. L'inspection ne peut donner que des doutes ; mais les résultats des inoculations opposées et variées des Hommes aux Moutons, et de ceux-ci à la Vache, de cette dernière aux Agneaux et à l'Homme, doivent dissiper les incertitudes ou les confirmer.

C'est pour tâcher de contribuer à résoudre cette question, qui peut conduire promptement au grand but que la Société d'Agriculture se propose d'atteindre, que j'ai tenté les expériences suivantes, en présence de MM. *Brière*, Juge de la Cour de Justice Criminelle; *Pioche*, Ingénieur en chef; *Derancé*, Ingénieur ; *Duchesne*, Professeur d'Histoire naturelle ; *Gilles*, Receveur général du Département; *Valois*, Artiste Vétérinaire; *Caron*, Professeur de mathématiques; *Cubières*, aîné, ancien Président, et tous Membres de la Société d'Agriculture; de MM. *Forestier*, Médecin; *Michault* & *Leger*, Chirurgiens ; *Flotte*, Administrateur de

*

l'Hospice civil ; *Bault* et *Francastel*, Propriétaires et Cultivateurs ; *Lenoble* et *Victor Voisin*, étudians en médecine ; lesquels ont signé les procès-verbaux qui les constatent.

Je fais observer que toutes les personnes que je viens de nommer et qui ont signé les procès-verbaux, ne se sont pas trouvées toujours ensemble, au moment de constater chaque circonstance des expériences ; parce qu'il est difficile de réunir à des heures qu'on ne peut pas toujours prévoir, des hommes occupés. Quelques-unes étaient néanmoins présentes, même à celles qui présentaient peu d'importance; mais, presque toutes se sont trouvées aux momens de constater les résultats les plus curieux et les plus décisifs.

I.re EXPÉRIENCE.

Le 27 prairial an 12, deux Agneaux, l'un plus fort, l'autre plus petit, qui m'avaient été fournis par M^r. *Bault*, Propriétaire et Cultivateur, furent vaccinés chez moi, par la voie des piqûres, avec la matière vaccinale humaine, extraite au 9e. jour de l'insertion, sur la jeune *Clémence*, fille de M^r. *Victor Hildebranlt*, Officier militaire.

Six piqûres furent pratiquées sur la peau du bas ventre, près les mammelons, et sur la face interne des cuisses.

A la fin du 3e. jour de l'insertion, on apperçut des signes d'invasion sur l'Agneau le plus petit.

Le 4e., développement pustulaire, sensible à l'œil et au toucher, sur deux piqûres : développement moins sensible sur une troisième.

Le 5e., augmentation et progrès peu considérables sur deux pustules seulement ; leur sommet forme une vésicule crystaline, sur laquelle on n'apperçoit pas de dépression.

Le 6e. jour, 2 messidor, comme il ne paraissait aucune trace de travail sur les piqûres du gros Agneau, on l'a vacciné de nouveau sans succès avec du Vaccin, extrait au 8e. jour, de la jeune *Augustine Perasdy*.

Ce même jour, deux des pustules du plus petit Agneau s'étaient développées : j'ai extrait la matière rare, épaisse et blanchâtre que contenait la plus prononcée de ces pustules, pour l'insérer dans le bras gauche d'*Adèle Bachel*, âgée de trois mois.

Le 7e. jour, 3 messidor, la pustule de l'Agneau, ouverte la veille, s'était élargie et était en dessication, l'aréole était faible, et formait de petits rayons divergents ; l'autre pustule, qui n'était pas ouverte, était aussi augmentée et offrait ainsi que l'autre, le volume d'une lentille à la bâse, terminé au sommet par une vésicule crystaline. En l'examinant de très-près, on y distinguait une légère dépression, j'en ai extrait une matière très-épaisse presque concrète et jaunâtre, pour l'inoculer sur le bras droit de la même *Adèle Bachel*.

Le 4 messidor, 8e. jour de l'insertion, les deux pustules étaient en pleine dessication ; je n'ai remarqué aucune altération sensible dans la santé de l'Agneau.

La troisième pustule, qui s'était développée plus lentement sur le petit Agneau que les deux autres , n'offrit point de vésicule crystaline ; mais seulement la forme d'un léger furoncle. Le 10e. jour , la dessication de toutes ces pustules était complète.

Le 10 messidor , examen fait des bras de la petite *Adèle Bachel* , vaccinée aux dépens des pustules du petit Agneau , les 2 et 3 messidor , il fut reconnu que cette inoculation n'avait produit aucune espèce d'effet. Cette petite fille , deux jours après , fut vaccinée avec le Vaccin humain ; elle m'a fourni , le 20 messidor, la matière nécessaire pour vacciner cinq Enfans , et un Bélier du troupeau qui appartient en commun au savant Rédacteur des Annales d'Agriculture , M. *Tessier* , et à la dame *Pinchina*.

Le samedi 25 messidor , j'examinai ce Bélier en présence de M. *Tessier* , de la dame *Pinchina* , qui en étaient les propriétaires , et de M. *de Cubières* , l'aîné , ancien Président de la Société d'Agriculture de Seine et Oise. Il fut reconnu que quatre des piqûres s'étaient développées , sur-tout deux qui étaient aussi prononcées que cette espèce de vaccination en est susceptible sur les Bêtes à laine: je voulus en extraire la matière nécessaire pour inoculer de nouveau une Vache; mais le Fermier auquel elle appartenait , s'y refusa malgré mes instances , et me priva de l'occasion de répéter , en présence d'un célèbre Agronome , l'expérience dont je vais rendre compte.

IIe EXPÉRIENCE.

Le samedi 11 messidor an 12 , à la Ménagerie près Versailles , j'ai vacciné un Bélier et une Brebis de race espagnole , du troupeau de M. *Francastel* , de la même manière que dans la première expérience , avec le Vaccin pris sur les bras de son enfant , âgé de seize mois , au 8e. jour de l'insertion.

Le 3e. jour, on remarquait des signes d'invasion sur trois piqûres de la Brebis , et sur deux de celles faites sur le Bélier.

Le 4e. , tuméfaction , élévation ; le 5e. , sommet crystalin , dépression à peine sensible. Dès la fin de ce jour , mercredi 15 messidor , je remarquai que le sommet des pustules de la Brebis prenait déjà une teinte jeaunâtre ; j'ouvris les deux plus prononcées, je chargeai la lancette en deux fois de toute la matière qu'elles contenaient , et l'insérai par deux piqûres sur la bâse de l'un des trayons d'une Vache appartenant à M. *Francastel.*

Du 3 au 4e. , les piqûres de la Vache rougirent et s'élevèrent.

Le mardi soir , 6e. jour révolu de l'insertion , le développement des piqûres avait fait des progrès , et formait sur chacune d'elles , une pustule du volume de la moitié d'un gros pois. Une aréole peu prononcée, en environnait la bâse ; chaque pustule avait cela de commun avec la Vaccine humaine , qu'elle paraissait aussi large à sa bâse qu'à son sommet ; la superficie était vésiculaire , légèrement crystaline , avec dépression sensible au centre.

Monsieur *Valois* , Vétérinaire , aussi habile qu'éclairé, qui me secondait dans cette expérience , fut d'avis de procéder sur-le-champ à la transmission. J'ouvris les pustules, j'en ai extrait une matière transparente et gommeuse, mais plus louche que celle de la Vaccine humaine arrivée au 8e. jour. J'en ai d'abord vacciné aux deux bras la nommée *Julie*, enfant abandonné, âgé de quatre ans, dont M. *Flotte*, Administrateur de l'Hospice Civil, prend soin, et qu'il a eu la complaisance d'amener lui-même ; puis, un jeune Bélier par trois piqûres sur le ventre.

Non-seulement la matière des pustules de la Vache s'est trouvée assez abondante pour fournir aux six piqûres pratiquées sur les bras de la jeune *Julie*, et aux trois faites sur le jeune Bélier ; mais encore pour recharger la lancette plusieurs fois, et en reporter sur les piqûres.

Du 6e. au 9e. jour, les pustules de la vache s'élargirent, le trayon se gonfla, l'aréole resta faible, la matière s'épaissit.

Du 9e. au 11e., la dessication fit des progrès si rapides, que le 11e au soir les pustules n'offraient plus qu'une croûte noirâtre, chacune de l'étendue d'un centime.

Le 3e. jour de l'insertion, les piqûres du jeune Bélier donnèrent des signes d'invasion qui se soutinrent jusqu'au 4e., et qui s'évanouirent ensuite.

Du 2 au 3e., deux piqûres du bras droit de la petite *Julie* rougirent et s'élevèrent : ces signes d'invasion étaient moins prononcés sur deux piqûres du bras gauche (1).

---

(1) Tout ce qui précède, comprend la partie du travail de l'Auteur, dont il a fait le rapport à la Société dans la

(15)

Le mardi ; 28 messidor , la petite *Julie* , entrée dans le 7°. jour de l'insertion , présenta décidément quatre boutons Vaccins déjà bien développés.

Le mercredi, 29 messidor, les boutons Vaccins furent examinés par toutes les personnes qui s'étaient intéressées au succès de ces expériences , et qui avaient eu de fréquentes occasions de voir la Vaccine ; il fut reconnu que ces boutons en présentaient véritablement le caractère. J'en ai extrait suffisamment de matière pour en vacciner quatre Enfans, nommés *Joseph Picquet*, âgé de 5 ans $\frac{1}{2}$; *Louise Rize* , âgée de 9 mois ; *Antoine Motier* , âgé de 5 ans; *Achile* , âgé de 5 ans.

Dès le samedi 2 thermidor, plusieurs piqûres de ces Enfans donnèrent des signes certains d'invasion.

Du 8 au 11.° jour révolu, les boutons vaccins de la petite *Julie* s'élargirent et se gonflèrent au point que le plus large, mesuré en présence du Docteur *Léger*, présentait quatre lignes et demi de diamètre; la période inflammatoire s'était aussi tellement développée du 9 au 10.° jour, que l'Enfant eut de la fièvre, le teint trèsaltéré, des douleurs sous les aisselles, et que l'aréole occupait le tiers de l'étendue de chaque bras.

Aux signes qui ont été observés sur le produit de l'inoculation de la Vache, pratiquée avec l'humeur vaccinale

---

séance ordinaire du 25 messidor an 12 : ce qui suit, a été communiqué à la Commission intermédiaire dans sa séance extraordinaire du 4 thermidor suivant, *Note du Secrétaire de la Société d'Agriculture.*

extraite d'une Brebis, on ne peut méconnaître le caractère du Cowpox. Ainsi, on peut donc affirmer, d'après cette expérience authentique, que le produit de la vaccination des Bêtes à laine, quoique, ne présentant point les caractères connus du Cowpox et de la Vaccine humaine, a la propriété de la transmettre à la Vache, et de celle-ci à l'Homme, sans altération.

Pour compléter la série d'expériences sur cet objet, j'aurais bien désiré m'assurer si les Bêtes à laine peuvent se communiquer entr'elles la Vaccine, et s'il est vrai, qu'ainsi qu'elles la reçoivent de lui, elles peuvent la rendre directement à l'Homme sans altération ; mais le temps et les occasions m'ont manqué pour me satisfaire. D'ailleurs, il est bon que beaucoup de personnes s'occupent de la solution de ces questions, répètent les expériences déjà faites, en imaginent d'autres, et rendent compte des résultats ; c'est fournir des matériaux dont quelques Savans se serviront pour composer sur la vaccination des Moutons, un ouvrage, *ex professo*, qui fixera l'opinion sur les avantages précieux que l'on doit s'en promettre. Le grand point, c'est que les résultats de ces expériences soient constatés authentiquement par le témoignage de plusieurs Hommes probes et éclairés.

On voit par le détail de mes expériences, que je n'ai pu communiquer la Vaccine aux Bêtes à laine qu'avec le Vaccin humain ; que la tentative que j'ai faite sur un Belier, en le vaccinant aux dépens du Cowpox de la Vache, a donné des signes d'invasion les 3 et 4.es jours, et qui se sont dissipés ensuite : comme je l'ai déjà dit, une personne a annoncé à la Société d'Agriculture qu'elle était parvénue à donner directement la Vaccine à un Enfant, en l'inoculant avec la Vaccine d'un Mouton ; mais la matière fut prise le 8.ᵉ jour, et la description de cette Vaccine du Mouton , que donne l'Auteur de cette expérience dans l'écrit qu'il a déposé aux archives de la Société d'Agriculture, ne s'accordant point avec les observations de M. *Godine* et les miennes, et paraissant au contraire calquée sur la marche ordinaire de la Vaccine humaine , elle présente des doutes que des expériences ultérieures peuvent seules éclaircir.

Résumé.

Les expériences suivies et authentiques dont on rend compte ; les réflexions et observations qui ont porté à les tenter ; celles qu'elles font naître , autorisent à établir :

1°. Que les Bêtes à laine ont de l'aptitude à recevoir la Vaccine humaine , et à la transmettre sans altération à la Vache.

2°. Que le Cowpox de la Vache , produit par la matière vaccinale des Bêtes à laine , donne la Vaccine à l'espèce humaine sans altération.

3°. Que la Vaccine de ces animaux , comparée avec celle des Vaches et des Hommes, présente des différences remarquables , tant dans la forme et le volume des pustules , que dans les époques de développemens , et les degrés de consistance de la matière vaccinale ; que ces différences paraissent dépendre de l'organisation particulière des Bêtes à laine , et non de la dégénération du caractère du Virus-Vaccin.

4°. Que la matière vaccinale des Bêtes à laine se forme du 4 au 5.ᵉ jour de l'insertion ; qu'elle prend rapidement la consistance puriforme ; qu'au 7.ᵉ, cette matière est presque concrète ; que c'est au 5.ᵉ jour qu'elle paraît avoir le degré de développement le plus favorable au succès de la transmission.

5°. Qu'enfin, si, à l'inspection, le produit de la vaccination des Bêtes à laine semble annoncer de l'altération, de la dégénération, sa transmission à la Vache, à laquelle il donne le Cowpox, et la bonne Vaccine que ce Cowpox a donnée à un Enfant, ne permettent point de douter que le Virus-Vaccin conserve sur les Bêtes à l'aine toute l'énergie de son caractère, et par conséquent ses précieuses propriétés ; que les modifications qu'il y éprouve, se bornent à donner aux pustules une forme particulière et un cours de développement plus rapide.

Ces principes admis, on voit qu'il ne restera plus, pour parvenir au grand but que la Société s'est proposé d'atteindre, et qu'elle a développé dans le programme qu'elle a publié pour les prix de cette année, que d'établir les rapports et l'analogie qui paraissent exister entre la Variole humaine, et le Claveau des Bêtes à laine ; et de confirmer, par des expériences faites en grand, multipliées et bien constatées, les espérances fondées que donnent quelques essais heureux, mais insuffisans, publiés par des amis de la prospérité de la France. On ne peut se le dissimuler, ces grandes épreuves ne peuvent être faites avec succès que par les Propriétaires qui habitent les

Campagnes ; qui ont de nombreux troupeaux à leur disposition, et qui sont assez riches pour s'élever au-dessus des craintes et des pertes que ces expériences présentent au vulgaire. En rendant cet important service à leur pays, ils donneront une preuve de plus de l'absurdité du système abstrait des niveleurs , et de la nécessité qu'il se trouve des Hommes à qui leur fortune permette de faire des avances et des sacrifices qui peuvent seuls hâter les progrès de l'Agriculture ; progrès dont les précieux avantages se font sentir dans toutes les Classes de la grande Société.

V O I S I N.

Certifié conforme à l'original déposé au Secrétariat de la Société d'Agriculture.

Brière, Secrétaire.

A Versailles, de l'Imprimerie de la Société d'Agriculture de Seine et Oise, chez Jacob, place d'Armes, n.° 8.